閩侯陳壽凡編輯

不用藥食物療病法

上海商務印書館出版

不用藥食物療病法目次

不用藥 食物療病法

第一 人體

人體經醫者之解剖。化學家之分析。似已可明瞭。是實膚淺之見也。夫依人類之力。理解人體。最屬奧妙難窮。雖現今人智進步。製作器械。異常精巧。然以比諸人體。不啻人力車與飛行機之差。故自己身體。尚難明瞭。況欲知性狀各別之他人身體耶。彼醫者明知其難。乃欲僅以藥物之力。治療此靈妙之身體。遂使病者不絕於世。亦可悲矣。余於現代醫術。僅以藥物治病。實根本排斥之。世人過信醫者。而醫者因亦驕傲。自炫醫術爲萬能。余敢斷言。現代醫術。非僅不能愈疾。却足以縮短人命焉。假令醫藥果能如世人所信。而有效驗。則彼通曉百藥之名醫。當能不罹疾病。永保壽命。然觀各國醫學會之月刊。輒載有青年醫學士及青年醫學博士死亡之報告。是醫者尚不能自救。謂能救濟他人。固何由徵信耶。

人類所製之器械。若有損壞。固可依人力修理之。而天造之人體。若有疾病。非依自然之力。則不治。醫者誤以人體猶人造之器械。僅由物質的考究之。不置重物質以外之靈體。此大謬也。夫天助人助。從自然之法則。本可保身體之健康。疾病者。實由違背自然之法則而生。苟不察其致病之由。僅欲以藥餌之力而治之。豈非緣木求魚之類耶。

要之、人體本可無病。而病之所由生。實基於身體維持法之誤謬。其最重要者。卽食物之選擇、及分量不能適宜也。諺云『口者禍之基』余以爲此非必指語言之關係。乃指食物之關係。蓋由口以至肛門。有長管一位於身體之中央。其在中部。脹大者。爲胃。有分泌諸種消化液之腺。極具靈妙之作用。口中僅憑三寸之舌。能分別山海之珍味。一觸卽覺。更經胃腸而消化、分析、吸收之。其中所含渣滓。變爲黃色之糞。依定時由肛門排洩於外。日以爲常。於此、人苟不注意及之則已。若稍爲研思。則此靈妙之作用。要非人思力所能及也。

由口亘於肛門之長管自各種食物中分析吸收營養分以營養腦、肺、齒、骨、神經、心臟、毛髮、生殖器及身體諸部之筋肉使各機官有完全之機能是固身體中第一重要之機官也假令此機官由不自然之原因而害其機能營養分無由運用於各部則顏色灰敗眼凹、腦痛筋力不舒身體疲倦此固吾人所屢次實驗也

然則欲保身體健全無病須先謀胃腸之健全換言之卽胃之健全爲萬善之本也關於胃腸之研究若能明瞭胃腸與食物之關係及胃腸與諸病之關係則疾病自然消滅矣

第二　人體有自然之抵抗力

凡屬生物皆藉食品以維持其生命然生物無限而食品有限於是有生存競爭之必要弱者亡而強者榮其說自古尙矣人類亦爲生物之一除人與人間互有生存競爭外其與他生物亦然夫人類與他生物之生存競爭上最可恐怖之敵卽引導各種疾病之病害菌也病害菌爲吾人目力所不及日常麕集人體之周圍乘弱點

不用藥食物療病法

而侵入。譬如由某種原因。傷及筋肉之纖維。皮膜既破。曝露於空氣。於是人體周圍之有害菌。遂紛集於傷口。視爲良好之食餌。在傷處繁殖。其結果傷口必至發膿。此際傷口若無自然抵抗力。腐及內部。終將危害身體。惟實際上組成筋肉之纖維。要備有自然之抵抗力。故有驅逐黴菌之效焉。

又負傷時。卽用消毒藥物敷於傷口。害菌無由侵入血管。則以營養物輸送負傷部不絕。使其易於復元。因戰爭及其他事故。受重傷時。除出血過多。危害生命外。亦常易能治愈。是卽身體有自然抵抗力。能驅除害菌之明驗也。

人類身體之周圍。非僅有膿狀之害菌也。更有肺結核及其他結核之病害菌。幷實扶的里亞菌。鼠疫菌。霍亂菌。窒扶斯菌。赤痢菌。就中肺結核所生之病菌。依研究之結果。到處存在。而吾人不必受其侵害者。卽因身體對於此等病菌。有一種抵抗力也。至於抵抗力之強弱。雖有種種之原因。而最主要者。實在營養之如何。茲有兩人焉。偶服同一分量之霍亂菌。一人罹病。一人則否。卽由於胃能健全與否所生之影響也。惟胃之健全與否。實憑食物與營養而定。則對於病害菌抵抗力之強弱。與營養大有關係。可知也。

第三　營養充足則身體不罹疾病

疾病之種類不同。故其原因亦異。不能以一概論。惟營養充足。可以預防疾病。殆無容疑。茲所謂營養者。非如世人倡導常食滋養物之義。乃依各人之體質、氣候、風土、年齡、職業、習性。吸收飲食物適當之分量。能應身體自然之要求之義也。彼角力之士。體肉肥滿。以余觀之。殆亦一種病的作用焉。

茲所謂不罹疾病。身體健康者。果如何耶。試述定義如左。

健康者。謂肥瘠適中。新陳代謝之旺盛。身體也。

新陳代謝。爲身體健康必要之條件。蓋生物之所以爲生物者。卽因具備新陳代謝之機能。而死物則否。此機能之有無。固生物無生物所由區別也。

新陳代謝之機能旺盛。則身體之生活力自強。一切病害。必無由侵入矣。

第四　胃腸與營養之關係

欲使營養完全供給於身體不可不先謀胃之健全蓋胃爲製造營養分之根原也若胃不健全縱日食山珍海錯亦無所裨因胃中已失消化吸收之機能食品之滋養分僅能通於腸管隨大便排洩於外也試觀上流社會飲食精美然多有顏色蒼白而身體羸弱者反之勞動社會飲食麤惡然多有顏色光澤而身體壯碩者是可以知其故矣

疾病之人多由於胃之不良若胃能健全他之局部雖一時虧損然因胃能消化適當之食餌則虧損之部分亦易於恢復

胃在人體中爲重要機關之一固已而腸與胃實互相關聯共司食物之消化吸收故亦須謀其健全也

第五　食物之消化

食物入口先由齒咀嚼之同時由口中之唾腺分泌唾液其分泌之量依各人所嗜

食物之度而異。食慾大時則分泌多。否則分泌少。蓋全基於神經之作用也。
唾液爲消化食物之最重要者。其中含有唾液素。以消化澱粉爲主。
食物經食道而入胃。胃有筋肉之囊。其四壁有無數之腺。分泌所謂胃液之消化液。入於胃之食物。依一種之運動。卽行消化。胃液以消化蛋白質爲主。亦如唾液依神經作用而分泌之量各異。
食物在於胃中。非必完全消化吸收也。有時未至消化。竟離胃而入腸。腸有十二指腸及大腸之別。其部位居胃之次者。爲十二指腸。故食物入於此部。分泌腸液。悉令消化而吸收其營養分。至於渣滓。漸入於腸之下部。遂變爲大便。由肛門排出矣。
食物由口而至肛門排出之時間。及消化吸收之時間。因食物之種類分量幷嗜好之關係。胃腸之強弱等。各有不同。如有痢疾時。稍食不適宜之硬物。卽由肛門排出。此其明驗也。若夫普通之健康身體。每日通便一次。固爲常例。但依胃腸之狀態。有不盡然者。是在人人之自爲體驗耳。

以上述食物由口達於肛門。以及消化吸收之狀態。而左右此消化吸收者。在於食物之種類。固無論已。其影響最大者。卽神經之作用是也。換言之。食物之消化。實基於神經之作用。而所謂食慾者。似亦此神經之作用也。

吾人身體。非一種器械。蓋所謂器械者。缺乏神經。而吾人身體。則必具有神經。司各種之行動。食物之消化。及吸收。亦與神經作用。最有關係。從來胃腸學者。及醫者。對於消化作用。不置重神經作用之關係。凡遇有疾病者。輒連想及牛乳雞卵。不問其人之嗜否。強之使食。豈知牛乳雞卵。人若嗜之。固爲最良之營養品。若不嗜之。則分泌消化液之量。必少。強食。却屬有害。故望醫者。務察病人之所嗜。而與以適宜之食品焉。

牛乳雞卵。如何調製。能使人喜食。此節俟後詳述。要之。食物入於胃腸。依神經作用。而後消化吸收。苟非自己所喜食之物。或當食遇有可怖之事。常至害胃下痢。此爲吾人所經驗。抑亦消化作用與神經作用。有密接關係之明證也。

第六　胃腸之健全

胃腸宜保健全之問題占本書之大部分極關重要茲先敍述如左。

第一　常爲適宜之運動。

第二　常食所嗜之物。

第三　應身體之狀况、氣候、境遇等飲食有節。

第四　務保心之安適。

第五　務勤於沐浴。

第六　常持樂天主義。

第七　房事適宜。

第八　飲酒適宜。

第九　務在適宜之範圍內從意之所欲。

第十　睡眠適宜。

不用藥食物療病法

第十一　不可過節各種之情慾。

第十二　常呼吸清涼之空氣。

能遵守右述之條例。則胃當可保其健全。特所謂適宜者。乃依吾人之性狀、體力、年齡、境遇而程度各有不同。故適應自己之程度。嚴定限界。不稍踰越。是固保胃最要之法也。

第七　胃之健全與運動

欲保胃之健全。必藉運動。運動不足。則食慾不振。是固世人所習知者。然有不藉運動而依食餌之力。亦可保胃之健全者。故謂保胃之法。絕對必須運動者。不免馳於極端之說也。特人體之手足、筋肉以及關節之構造。既皆能運動。且新陳代謝之機能。既因運動而促進。則不運動。將不能保健康。自實際上言之。殆或然也。要之。因胃之健全。以保身體之健康。雖必藉運動。惟依各人之境遇、職業、疾病及其他之原因。有不能運動者。而胃腸仍有消化吸收之力。由是觀之。固不得謂不運動。

即不能保胃之健全也。

雖然普通健康之人欲謀胃之健全必有適宜之運動。蓋運動者所以促進新陳代謝之作用非僅筋肉舒暢而已。且肺臟心臟及一切器官亦極活潑因而物質易於消化新陳代謝遂能旺盛夫新陳代謝之旺盛旣於保持身體之健康最有關係則運動亦屬重要不甚明耶。

運動能使構成身體之物質容易消耗。而彌補此消耗者則有飲食物。故胃腸對於飲食物常因運動而消化力較強者。乃應自然之要求固無容疑也。

曠觀古今所謂無病長命之人雖至老年亦必不怠自己之業務以耽於燕安逸樂每日無適宜之勞動其能長生者固未之前聞也。

但所謂運動者。必擇自己所喜之方法而行之。如學校中強行之器械體操。則效力較少焉。

第八　食餌之適於胃者

何種食餌方適於胃是爲極要之問題然可以簡單答之曰

適於胃之食餌從各人之所嗜者也

夫所謂嗜食之物非必美食之義也食物之種類極繁充滿山海故就其中應自己之境遇與貧富之程度選擇所嗜之物而食之毫無制限余既不能知各人之嗜好因亦不能指定何種物品謂爲最適於胃之食餌焉

第九　胃之健全與心之安適

人生斯世不能空寂無爲故應年齡、性狀、境遇常難免憂患之來然隨遇而安則可保身體之健康而達於極樂淨土其根本之理由略如左述

心常安適則胃常健全胃常健全則體常安康體常安康則萬善具備

若夫逐逐於名利者喜怒哀樂發之未能得中故心常不安適胃遂不能健全終至面帶病容究非福澤圓滿之相也

何則心不安適血液徒迴旋頭部思慮過度食物入胃不能分泌多量消化液因而

食物尙未全行消化已通過於胃營養分不免減少發生種種弊害固當然之結果也。

夫身體之血液及營養本有一定之分量若多集於一部之器官則他部之器官必形不足故心不安適血液多集於腦部憂慮紛乘因而胃之消化液減少分泌之力此理之至明者也。

第十　入浴與食慾

勤於入浴非僅使胃之動作活潑增進食慾也且能使筋肉柔快爲謀身體之健康上所不可缺者也。

夫入浴何以有裨於身體耶蓋由適度之溼溫清潔皮膚增進血液循環之力其結果身體之新陳代謝遂能旺盛而增大食慾此在健康之身體勿論已卽罹有疾病限於無礙病情者亦宜時時入浴如淋病及婦人病其效果尤著

第十一　房事與食慾

不用藥食物療病法

適宜之房事。亦與增進食慾。最有關係。其理由。要在增加血液循環之力。促進新陳代謝之度。若過節情慾。轉於身體有礙。

夫人體本具有種種情慾。能適宜使之滿足。則可保身體之健康。故因疾病之種類。房事雖屬有害。而食慾不振。胃力不強。却宜於房事。若適當行之。必得良好之結果。又房事之後。每能引睡。而睡眠既於增進食慾有所關係。則基此理由。食慾與房事亦有密接之關係。可知也。

第十二　酒爲百藥之長

人當終日勞苦。得杯酒而飲之。精神頓覺愉快。此固人所習知者。至於酒所以爲百藥之長。若自理論上推究之。要不外促身體血液之循環。增新陳代謝之機能。亦猶入浴之有裨於身體也。雖然。飲酒之效。僅從理論言之。抑末矣。酒之所以有效者。乃在適合人類之嗜好也。

不問古今東西。莫不有酒。縱未開化之人類。亦釀特種之酒而用之。近今美國盛唱禁酒之說。然釀造之額。仍逐年增加。誠以人之嗜好。爲天之所要求。非人力所能抑止禁酒之說。欲以人力抵抗天意。其根本已誤。故終難達其目的也。

凡食物過度。均難免弊害。飲酒踰量亦然。特酒之弊害。要較他物爲少耳。

近日醫學家有倡反對之說。謂酒爲百毒之長者。其理由以酒與人之壽命。有極鉅之影響。據德國美耀亨市正確之統計。酒家主人之半數。乃至五〇%。五十歲以下。卽不保壽命。其達於六十歲者。僅四分之一。(二五%)達於七十歲者。僅一二%而已。依此觀之。酒家主人。比較的多屬短命。則酒之毒害可知矣。斯說也。不得謂爲精確。蓋西洋之酒家。最不規律。且因夜中遲眠之習慣。有害身體特甚。而酒家主人經營商業。持籌握算。更多不衛生之行爲。遂至縮短壽命。夫人類之長命與短命。雖基於諸種之原因。不能以一槪論。但不規則之生活。則於壽命必生惡結果。固不可爭之事實也。

第十三　過節情慾則有害於胃

不用藥食物療病法

情慾二字驟聞之似含有罪惡之意然情慾者實為人生所同具若強使擯除則處世極難而自己之何以為生將不能得其要領矣

慾有色慾、食慾、生存慾、虛榮慾、讀書慾、飲酒慾、其他應年齡、境遇、貧富、男女之種種慾苟抑制之或任縱之皆不免馳於極端蓋情慾者為天所授與於人體在適當之範圍內滿足其情慾正合於天意決毋庸強加抑制否則弊害不可勝言矣

是故欲整理胃腸、謀身體之健全宜在適當之範圍內使滿足情慾蓋適合天意即所以增進健康也

第十四　食慾與清涼空氣

清涼之空氣者謂不含塵芥及不潔之物所發生之有害炭氣比較的含有多量酸素之空氣也此與食慾大有關係蓋酸素備有燃燒物質之性空氣中所含之量若能適宜人類因呼吸之作用吸入此酸素以助新陳代謝排出身體之老廢物而生活力遂較強矣

是故呼吸之空氣不潔。而酸素之分量不足時。必先影響腦部。終至食慾不振。此固吾人日常之經驗。而呼吸空氣。不可不求諸清涼之處也。山間及海上之空氣。較諸都會。多屬清涼。最宜養病。卽因其多含酸素之量也。但以人力。在一室內。供給適量之酸素。則雖不居於山間海岸。亦得呼吸良好之空氣。近日所謂酸素療法卽依此方法而治病也

夫病人居於山間海岸療病所以有效者。非僅呼吸清涼之空氣而已。同時幷因接觸異地之風物。足以怡悅心目。快慰精神。故其效力。果優於酸素療法與否。雖不可知。要屬養病最良之法也。

第十五　食慾與睡眠

欲保身體之健康固藉睡眠之力而增進食慾亦須有適宜之睡眠若有疾病者則睡眠尤關重要

如遇事務繁劇之際。數日不能一睡。或因神經刺激過甚。夜不成眠。必至食慾減退。

身體衰弱。由此推之。足以證明睡眠與食慾之關係矣。

雖然、由種種之原因而失眠時。不必卽用醫藥也、要宜先除其原因。幷應身體之狀態。依運動、寧神、房事、飲酒等。以促睡眠。亦可達其目的焉。

要之、睡眠於增進食慾上。極關重要。吾人務宜排除有害睡眠之事。詳考安眠之法。則影響於食餌療法。決不少也。

第十六　依化學的分析評定物品之誤謬

依化學的分析法。由食物中之蛋白質、脂肪、含水炭素、及水分之量。以定滋養之價値。此大誤也。例如豆腐。由分析上觀之。富於蛋白質及脂肪。固爲最良之滋養品。但有厭惡豆腐者。若強食之。則胃中分泌消化液之量。必將減少。難於消化。此際豆腐非僅無營養之價値。且有弊害焉。

至於松蕈與昆布。自分析上觀之。並無蛋白質、脂肪、含水炭素等之滋養素。故每以其無營養價値而排斥之。但松蕈昆布。雖無滋養素。而因味美。爲人所同嗜。入胃時。

能促胃液之分泌增進食慾助他種食品之消化就此點言之固優於豆腐萬萬也
松蕈非僅優於豆腐也有時更勝於牛乳、牛肉、雞卵等雖其效能因用法而不同然
其美味實爲人所同嗜非他之分析上所謂滋養品者所能企及則松蕈亦有滋養
價値固無容疑也

右之所述僅略舉一例此其理由凡一種食品在分析上雖未必有滋養價値而在
人體上或竟有營養效能其主要者卽味之關係依人之嗜好而定也

牛乳、雞卵、牛肉、鳥肉、魚肉等在分析上固富於蛋白質、脂肪人若嗜之自屬最良之
滋養品但人體當健康時雖好食濃厚之物而因疾病、性狀、體質、亦有不嗜之者且
依於胃之狀態更有嫌惡濃厚之物者此際務就一切之食品中選擇自己所嗜者
而食之實爲最良之營養固勿庸置重分析上之價値矣

蓋現今所謂化學的分析者極不完全僅知其大體如同屬蛋白質而牛、豚、雞、魚、之
肉中所含者其性狀在化學的組成上各有差異且同屬魚肉亦因魚之種類而成

不用藥食物療病法

分各別。是故鯛與鰮之蛋白質。其組成自不能無異。然現今之分析上。則無由區別之。况鯛鰮之味。與消化之度。何以不同。更非分析所能知耶。

第十七　味覺與營養有密接之關係

口之於味也。感覺最妙。如兒童、老人、身體有異狀者、有疾病者。嗜好各有不同。就中有神經質之婦人。其嗜好尤異。

吾人若食素所不嗜之物。每至於嘔吐者。無他、以其有害於胃也。故對於食物之好惡。不可不尊重之。若己所不嗜之物。在分析上雖富於蛋白質及脂肪。爲他人最良之營養物者。而已食之。卻屬有害。此不可以不知也。

由是觀之。所謂味覺者。實與營養有密切之關係。己所不嗜之物。務以不食爲宜。然因人類之境遇及貧富。有不能常食所嗜之物者。此在平常健康之人。固無大礙。若屬病人。則宜節醫藥之費。先食所嗜之物。夫依疾病之種類。雖因食所嗜之物。亦往往生害。因此醫者對於病人。輒限制其食品。此大誤也。凡屬胃所欲食之物。食之大概無害例如醫者對於有淋病之人禁其飲酒幷禁食酸味其實酒與酸味於淋病亦屬無妨縱一時稍生不良之影響久之胃力漸強營養充足增長身體之抵抗力必生良好之結果蓋有疾病者常食所嗜之物使身體日以強盛正合於所謂食餌療法較其他之療法受益更大也

第十八　人之所嗜者爲最良之營養品

吾人所嗜之物所以爲最良之滋養品者在於神經之作用蓋食物之適口者口中先分泌多量之唾液俾易消化及入胃時更分泌多量之胃液以輸送於腸如此食道中對於食品無不歡迎消化吸收較易且悉能供給身體之營養故同屬牛肉、魚肉、野菜果物務依巧妙之烹調法使成適口之美味焉

宇宙間之食品固極繁賾然在一地方內出產究屬有限欲滿足人之嗜好則烹調之法誠最關重要矣

食餌療法中所謂烹調法者實占重要之地位無論何病均可依精美烹調法挑撥

不用藥食物療病法

食慾。攝取營養分。增加身體之抵抗力。以治療萬病。是卽食餌療法之根本主義也。

第十九　食物嗜好之根源

吾人對於食品。何以有嗜有不嗜。此問題極爲重要。茲特解釋之如左。

人對於食物中最嗜者。必其身體所含之成分最缺乏者也。最不嗜者。必其身體所含之成分最有餘者也。

茲所謂成分者。卽依現代化學分析而得之蛋白質、脂肪、含水炭素、及礦物質等是也。但吾人身體以及各種食品中。尚含有靈妙之成分。有非分析所能明者。例如喜食昆布之人。卽其身體中。要求昆布所含之某種成分。特其成分如何化合之狀態。如何在現代之化學智識。尚不能知之。僅可視爲人體所要求之成分。實含於昆布之中耳。

雖然、其始喜食昆布者。若屢食之。則生厭惡之念。又如魚肉、牛肉。味雖腴美。若屢食之亦然。蓋常食同一之物。其成分已充滿身體。遂因自然之作用。而反對前之所嗜。

者矣。

由以上所述觀之。食物之有嗜有不嗜者。其理已略可明瞭。彼婦女好食甘藷。兒童好食果物。多肉食者好食蔬菜。是皆身體與食物之成分上。大有關係。不可不應身體自然之要求。而使之滿足也。

若夫病人。更多所要求。亦理之當然。故食餌療法。務注意病人食物之好惡。依烹調及其他方法。使病人滿足食慾焉。

烹調法之祕訣。有謂每日務變換食品之材料者。此說誠非無見。蓋以不偏於食物之成分。使滿足食慾為主也。夫人體所要求之成分如何。除依不完全之化學分析法外。無由知之。則其所不知者。必屬較多。然吾人雖不能知其成分。而就山海各種之食品中。得應自己之所嗜。吸收其成分。是卽吾人各可由其能力以知如何之成分。而備自己身體所需要矣。

第二十　營養品非必為美食品

不用藥食物療病法

美食品者。謂以美味之魚肉、獸肉、鳥肉爲原料。精巧烹調之。使適於人之嗜好。如普通富豪之家。所備之食品也。然此非余之所謂營養品。且不得謂爲適於食餌療法之營養品也。

假令美食果適於食餌療法。則富豪之家。當常無疾病。而克保長壽。實則不然。富豪之家。每多病而短命。此其原因雖有種種。或怠於運動。或房事過度。或多受煩惱。不必悉屬食物之關係。而食物究爲主要之原因焉。

現今關於食物之研究。已頗進步。富豪之家。亦漸多改良。然終未能適合自然之點。其去食餌療法尙遠甚。

卽普通所謂美食者。其所含之成分。概偏於一方。過於濃厚。徒富於蛋白質及脂肪。而缺含水炭素也。夫含水炭素。多屬於澱粉。特茲所謂含水炭素者。不必以澱粉爲限。例如海藻蔬菜果實之類。亦多有含水炭素。能具備此特有之成分與味。則貢獻於身體。殊大也。

同屬澱粉。中粳米與糯米之澱粉異。而米、麥、芋、瓜、粟、栗、甘藷、馬鈴薯等。所含之澱粉。其性狀在化學之組成上。亦多有區別。是故人若食此各種之澱粉。必能增進身體之健康。因其所含之成分不同也。若夫上流社會之所謂美食。則米必精鑿。肉必牛羊。果必珍品。酒必香檳。大概限於一地所產之物。其成分自不免稍偏。是實爲金錢所束縛。而不知宇宙間。更有種種之食品也。

第二十一　食餌與體質

食品之種類極繁。人之體質亦多差異。治療萬病。既須萬種之藥。則食餌亦宜隨人之體質而不同。或謂口之於味。有同嗜者。殆不盡然也。

夫人類對於食物。何以有嗜有不嗜。此雖由於先天遺傳之關係。及氣候、習慣之關係。而最主要者。實爲體質之關係。特體質之不同。則多由於遺傳、風土、習慣耳。如臺灣之生蕃。亞非利加之黑人。其體質自與文明國人不同。又歐美人與東洋人。則因人種之別。其體質亦異。

體質既異。斯食品不能強同。試觀各國烹調之法。與食物種類之差。可以知之矣。余雖未知生蕃及黑人之烹調法。而歐美及日本之烹調。要各具有特色。且同屬歐美烹調中。而法蘭西、德意志、俄羅斯、亞美利加。更因國而異。

食品之不同。本於體質之關係。固已。但余不能就於體質。詳述何種食品最爲適宜。僅知身體虛弱者。務在自己所嗜食品之範圍內。以富於蛋白質及脂肪之物爲主。佐以蔬菜果實。而身體強健者。務以含水炭素之物爲主。佐以富於蛋白質及脂肪之物耳。

第二十二　食餌與性狀

甘、酸、香、辛、濃、淡。人之所嗜。各有不同。此固由體質而生。而性狀亦有關係。人之性狀。既有差異。故宜對於性狀。各與以適當之食餌。若人能自察性狀。而食最適於己之物。是亦食餌療法之一也。

第二十三　食餌與氣候

食物與氣候亦極有關係。吾人不可不應四季之氣候而變更食餌。蓋春。夏。秋。冬。各有天然產出之物品。以供人類之需要也。

近來科學進步。每以人工栽培之作用。使果實非時產出。視為珍品。此實違反天然之原則。要非適宜之食餌也。

夫四季之循環。非人力所能左右。因此應四季之變遷。更新食餌。固無可如何之事。吾人從天之所命。既極便利。且於身體有裨。是不可以不知也。

第二十四　食餌與境遇

於此有最重要之問題者。卽人依貧富之懸隔。職業之分類。家庭之關係等境遇。難免不同。就中職業。尤與境遇多所關聯。

因職業及境遇之如何。有不能以時滿足其食慾者。或不能為完全之運動者。

食餌與職業。最有關係。而職業與運動更多關聯。卽職業上不能為完全之運動者。須選擇相應之食餌。較能為完全之運動者。更屬重要也。

余所主張之食餌療法。不必求貴價之物品。故應貧富之程度。均可達其目的。此點須注意。

人之境遇。不能爲完全之運動。與能爲完全之運動。當如何選擇食餌。此問題自大體觀之。極爲簡單。即運動充足。身體強盛之人。無論何種食餌。均無妨礙。僅須擇自已所嗜之物而食之。若能就低價之物而選擇之。則經濟上。及生理上。均屬適宜。

夫低廉之物。在經濟上有利。固勿論已。而其所以有裨於生理者。則須略爲說明。茲述低廉物品而有裨衛生者如左。

豆腐　豆　蒟蒻　昆布　羊栖菜　裙帶菜　針魚　泥鰌

此外之種類。尚多不勝枚舉。惟概屬低廉之食品。而有最良之滋養者。且依烹調之法。可成適口之美味焉。

第二十五　食餌療法與菜食主義

古時。有唱菜食主義者。蓋以排斥肉食爲主。欲僅依菜食而維持健康也。余雖不迷

信斯説特由食餌療法上觀之則斯説要非無理由也

蓋吾人日常食品中如牛、鳥、魚類本皆依菜食而養成其體質者牛本屬菜食之動物鳥比諸牛略食動物質雖屬雜食動物要以菜食爲主至於魚類亦多依海藻而維持生命

由是觀之吾人直接雖食動物質而間接仍可視爲菜食無容疑也

凡屬植物皆由土中或空中攝取礦物質而生育動物則絕對無此機能故植物實居礦物界與動物界之間而有連絡之關係植物則由礦物動物則由植物攝取其養分固一般之法則也依此理由吾人不食動物質僅依菜食亦能維持其健康可以明矣

雖然肉食與菜食果孰有益於身體耶此問題乃全由人類之體質、性、狀、境遇而定世之排斥肉食專事菜食者固未必盡善不以菜食爲主而多肉食者亦屬有害故兩者不可不謀其調和也

不用藥食物療病法

余以爲魚肉、蔬菜、穀物。當隨人之所嗜。彼持菜食論者。因其體質適於菜食。遂不察他人體質之差異。謂皆與菜食相宜。則大誤矣。

茲尚有一言者。菜食主義。要屬消極主義。欲與活動的積極主義奮鬭。則菜食主義要非適宜。試觀歐美國民。多屬肉食。能積極活動。東洋國民。多屬菜食。每消極因循。是可以知其故矣。

要之、因療治特種之疾病。有採菜食主義之必要時。則固可贊成者也。

第二十六　食餌療法與米飯

米飯爲吾國人日常食品。其善惡、分量、使用方法等。於食餌療法上關係不少。夫米有精鑿與麤糙之別。是僅由香味及外觀而區分之。而非學術的嚴密之區別也。然則、精鑿之米。於食品上果有多大之效果耶。是決不然。麤糙之米。亦不必惡。要依各人之體質。而定所用之良否耳。

米之主要成分。在於澱粉。雖亦含有蛋白質及脂肪。惟其量概比麥飯及其他雜穀。

爲少至於白米則蛋白質及脂肪之大部分已由糠皺除去故滋養之價值比較的尤少且米常含有一種不明之毒素每因之發生脚氣病及其他之疾病焉。

是故有謂依各人之體質日常之主要食物不可以米爲限者。但米比他之穀類味美色白。能投人之嗜好。足補他之缺點而有餘。

然自食餌療法上言之。則如以後所述麥飯及其他雜穀。極關重要。蓋學理上及實際上。均以麥飯爲良也。

近日有謂不食白米而食玄米。於食餌療法上。極有效果者。此說誠非無理。因玄米不除去糠皺。其所含之滋養分。(卽蛋白質及脂肪)自較白米爲勝。特就香味言之。頗難適口耳。

但糠之成分。似含一種有害人體之成分。彼所謂糠精者。由糠中取出一種之成分。有治脚氣病之效驗。新聞紙中常刊有此廣告。余對於此說。實難贊同。要之、必謂玄米在食餌療法上。最有效驗者。究屬好奇之言耳。

第二十七　食餌療法與麥飯

麥飯易於消化。有脚氣病者食之最宜。而其所以適於人體者。略如左述。

一　麥飯較諸米飯易於消化。

二　麥飯較諸米飯含有增長人體氣力之成分。

三　麥較諸米。所含滋養分爲多。

四　麥較諸米價格低廉。

五　專以米飼養各種動物。僅數週間。終至斃死。若用麥則不易死。

六　麥有治脚氣及其他疾病之效。

麥飯比諸米飯。消化較易。此有實例。足以證明。如日本監獄概用麥飯。犯人入獄雖乏運動。而患胃腸病較少者。是卽麥飯之效也。

復次麥含有增長身體氣力之一種成分。事實極明。但此非指蛋白質及脂肪之滋養分。乃謂含有刺激神經之一種成分。如賽馬之際。欲馬之增加氣力。務使多食各種麥類。是固養馬家所經驗也。特其成分如何。在化學上尚未能具體說明。僅知確含有一種之成分耳。

至於麥比諸米。在化學分析上。確多含有蛋白質。而價格低廉。抑亦麥勝於米之一點也。

又麥於疾病。有特殊之效力。此固人所習知者。如脚氣病最宜麥食。其他腎臟病、神經病亦然。

以米飼養動物。僅數週間動物必死。若以麥飼養之。則無此弊。是麥之適於人體。除學術上發明外。更可以此例而證明之也。

世有喜米飯而厭麥飯者。此若從前述之主旨。凡人所嗜食之物。爲最良滋養品。言之則麥飯誠不適宜。然除先天的厭惡麥飯外。苟稍忍耐食之。使成習慣。終較米飯爲優。蓋不嗜麥飯之人。非體質及性狀之關係。殆因向不食麥。遂生厭惡之念也。

例如牛肉。距今三四十年前。吾國人多不喜食之。是非先天的關係。實因習慣而然。

至近年殆無不嗜牛肉者。彼不食麥飯之人。亦可應用此理。

歐美國民。均屬麥食。如麵包為小麥所製。雖比諸麥飯所用之大麥。性狀不無稍異。但既皆為麥。則其所差亦僅矣。更讓一步言之。歐美各國因地形風土。產米極少。故不得已而用麥。然現今世界交通異常便利。若米勝於麥。儘可輸入以供食用。何以彼各國人民。仍捨米而用麥。是亦麥較米為優之一證。足資參考者也。

第二十八　食餌療法與獸肉

獸肉者。指牛、豚、鹿、兔、羊、馬等獸類之肉。較他之食品。尤富於蛋白質及脂肪。世人所認為滋養品是也。更自實際上言之。依各人之體質。獸肉誠為最良之營養品。但不能以一概論。如患肥滿之病者。則多食獸肉。却屬有害。即因害及胃腸。遂生胃癌之症也。

是故不能因其為滋養品。恣意多食。要須依吾人之體質而定。在體質上嗜獸肉者。多食雖無大害。若不嗜者。食量超過他食品。則弊害極大。

第二十九　食餌療法與鳥肉

鳥肉者。謂除雞外。一切鳥類之肉也。鳥肉之種類。較獸肉爲多。而味亦腴美。且富於蛋白質及脂肪。最適於人之嗜好。故在食餌療法上。可稱爲珍品。

鳥類及一切動物。其肉味。皆因所食之物而異。而鳥能遠飛。啄食各種物品。非他之動物所能及。故鳥肉之味。亦多不同。其能適於吾人之嗜好。殆非偶然也。

第三十　食餌療法與魚肉

魚較諸鳥。種類尤多。爲吾人最良之營養品。特因種類之繁。香味及滋養。亦有差異。不能以一概論。故何種之魚。效力最強。全依吾人之嗜否而定也。

如針魚及泥鰌。世每視爲下乘之魚。似缺乏營養。實則不然。針魚泥鰌。亦可視爲營養物品。且味亦不劣。要之。食餌療法之最要者。當隨人之所嗜而食之也。

玆所謂魚肉者。包含貝類、烏賊類、海參類、及其他海產動物而言。皆能適人之嗜好。各有一種之香味。有裨於人體。是可斷言者也。

不用藥食物療病法

第三十一 食餌療法與蔬菜

蔬菜之於人體極關重要若不食之必減食慾終至罹病蓋蔬菜為維持健康上所不可缺亦猶之獸肉鳥肉魚肉也

吾人不食獸肉不食鳥肉不食魚肉或僅食其一種亦可維持健康而蔬菜則決不可缺

是故食餌療法最重蔬菜而蔬菜種類之繁亦如他之食品何者為良何者為劣要視人之所嗜而定也要之蔬菜能促胃液之分泌保胃腸之健全且療治腦病亦極有效在消化力能勝之範圍內務以多食為宜夫食肉過多有種種之弊害而蔬菜則決無此現象也

第三十二 食餌療法與果實

果實亦占食品上重要之位置美國某學者嘗倡僅食蘋果足以養身之說是雖馳於極端然果實為重要之食品可知也

果實另具一種之甘味、酸味。而其性狀。尤非他食品所可比擬。化學家以果實所含之甘味。爲根於葡萄糖。所含之酸味。爲根於蘋果酸。是雖可簡單解釋其成分。但余則反對斯說。

夫柿、葡萄、蘋果、香蕉、蜜柑、及其他果實所有之甘味。各具有特色。不必盡同。決非由一種糖類而成立。故不完全之分析。雖視同一類。而實各有特異之性狀與組成也。

至於酸味。亦各依果實之種類而不同。有特別之性狀與組成焉。

此其特色。對於吾人之身體。各有特殊之作用。故食果實時。決不可偏於一種。要當因應期節。選擇蜜柑、蘋果、香蕉、梨、柿、葡萄、胡桃、李、西瓜、無花果等。隨各人之所嗜而食之。如謂食蘋果可不食蜜柑。食香蕉可不食無花果。是知一而不知二者也。

第三十三　食物之分量

從來學者。有唱保健食量之說。謂人類每日若不食蛋白質若干。脂肪若干。含水炭素若干。將不能維持其健康者。斯說誤也。夫人類各依年齡、體質、氣候等。食物之分量。各有不同。固無論已。且因其人之境遇、職業之關係。食物之分量。尤不能無變動。如勞動者與銀行員。農民與官吏。遞送報紙者與受僱於商店者。又如同一人赴運動會時。與終日從事著述時。各應其身體之要求。食物之分量。大有差異。固明甚也。是故勞動者。較坐職之銀行員。從事耕作之農民。較養尊處優之官吏。殆須倍額之食量。否則不能應身體自然之要求。必減勞動者之工力。而農民將不能出動田畝矣。

人類既應其境遇及職業。幷生活之狀況。食物之分量。不能無異。則彼所謂保健食量者。每日規定飲食之分量。豈非無謂之事耶。

由是觀之。食物之分量。決非可加以制限。要須依各人食慾之程度。適應自然。始能收效。雖因疾病之狀態。對於食品。有加制限之必要。然大體終以各從其食慾為宜也。

又因疾病而失食慾時。強之使食。固屬不宜。然可用種種之方法。以挑發食慾。例如。

依烹調之力或投其所嗜而引起其食慾是蓋食慾者本屬身體自然之要求除熱病外必不至全失也

引起食慾以應用食品爲最良之方法如酒類及果實均有效力若依藥餌之力使一時增進食慾此余所最反對者也

第三十四　藥物有害於胃

藥之種類極多茲僅就人類所服之藥而言所服之藥大概有害於胃是可斷言者也

以藥治胃而轉有害於胃一時服之似覺有益然久之或成習慣胃與身體將終受其害如近日流行之胃病新藥種類頗多大概使身體生有不良之結果是其明證也

夫藥物之力雖能治病特僅限於一時而食餌之力因營養之作用治愈疾病可期永不復發蓋營養物者吾人未死前常由胃腸吸收其成分以輸送於身體各部苟

稍明食餌療法者。當無不知此理也。
要之藥物非能治胃病者。而所謂腦病、肺病、淋病、梅毒之藥。其有害於胃尤甚。蓋所用之藥。對於腦、肺、生殖器。或能有效。但有害供給此腦肺等營養分之器官。(卽胃)是得不償失也。
人類社會。僅由一面考察之。不平之事極多。醫者若使病者不服藥。將失收入之途。勢不能維持其生活。特其中有明知藥之害人。而因欲保其生存。而勸人服藥者。或有因醫術之不良。誤信藥之效力者。至於以賣藥爲業者。僅依廣告詐欺世人。以有害無益之物。稱爲有益無害之物。其居心尤不可問矣。
夫世人過信醫者與賣藥者。不惜重金。反以增長疾病。是誠至愚之事。故望世人勿信賴不自然之藥物。務信賴自然之食餌之力。蓋人體之無病。實本於自然。而疾病常由不自然而生。不自然之病。更以不自然之藥餌而引導之。烏乎可哉。

第三十五　賣藥何故日盛

近日報紙上廣告最多者。第一賣藥。第二裝飾品。第三書籍。此雖非完全之統計。然賣藥廣告之繁雜。固社會學上不可逃之現象。夫賣藥之廣告。何以日盛。自一方言之。固由需要者之多。而需要所以日多者。卽肺病、腦病、淋病、梅毒、婦人病、胃腸病等。日以增加也。此等之病。本屬難治。據余之信念。除依根本的食餌療法外。決非醫藥所能爲力也。更自一方言之。商人刊登廣告之法。日益巧妙。人若罹病。一覩廣告。未有不動心者。遂於不知不覺間。爲廣告所欺。而求有害無益之藥。是亦賣藥日盛之一理由也。

第三十六　肺病與食餌療法（其一）

肺病之原因

肺病固由於黴菌之作用。實則肺病尙有他之關係。蓋發生肺病之黴菌。非必因附著於肺。卽能生病也。乃因肺之組織。適於黴菌之寄生。遂至生病。由是觀之。黴菌雖爲肺病直接之原因。而間接尙有他之原因。玆述如左。

蓋吾人之身體。本屬細胞之集合體。而細胞在於身體之各部。各有特殊之形狀。肺

臟者特由活潑之細胞而組織之也此各細胞對於一切黴菌皆有一種抵抗之力若細胞之生活力旺盛則雖附著結核菌亦決不能繁殖也

由諸種研究之結果肺結核之黴菌常充滿吾人之左右且因近來多患肺病者此黴菌愈逞其毒燄試觀小學教員得肺病之多是誠可驚之現象也

黴菌本非目力所能見常附房屋內外之塵埃隨吾人之呼吸而入於肺而舊屋中更有多數結核菌之存在

依此觀之結核菌既圍繞吾人之周圍隨時可以侵入但其中有患肺病者有不然者豈非可異之事耶其實不足異也凡罹有肺病者殆由身體有致病之素因故有此素因與否實與肺病有重大之關係茲舉其素因有關係者如左

一　先天的體質之虛弱

二　營養之不足

三　性狀之不活潑

四　運動之不足。

五　職業之關係。

六　居室之關係。

有上述之一種或數種者相依相待皆足爲發生肺病之原因焉。

先天的體質之虛弱與惹起肺病有重大之關係固勿論已夫古來對於肺病有謂爲遺傳病者是全因其體質之遺傳恰適於寄生結核菌之狀態遂至易罹肺病也。

黴菌有二種一、死物寄生菌僅寄生於生物之死體二、活物寄生菌則寄生於生物之活體死物寄生菌其寄生之物體因屬死體若遇有適當之水分與溫度隨時可以繁殖而逞其勢力然活物寄生菌其寄生之物體因屬活物故由其生活力之旺盛與衰弱而有繁殖與否之差別也。

結核菌卽活物寄生菌也人之體質若健康旺盛則不易侵入故吾人與結核菌及其他有害黴菌爲生存競爭勝負之數本非一定結核菌勝則吾人必至死亡而吾

人體質強健。亦能驅逐結核菌焉。

營養不足。爲肺病之原因。亦與體質同。不可不深加注意。夫吾人體質。縱極旺盛。若營養不足。則組成身體之細胞。對於黴菌。將失抵抗力。終至任其侵入。固易見之理也。

小學敎員。所以多罹肺病者。其主要之原因。卽在於營養之不足。非僅小學敎員而已。肺病之人。所以逐年增多者。亦原於生活困難。營養不足之結果。夫枵腹不能荷戈從軍。營養不足。不能抵抗黴菌。其理一也。

性狀之不活潑。所以爲肺病之原因者。蓋憂鬱之症。最適於結核菌之寄生也。

運動不足。爲百病之原因。而肺病尤多。蓋運動不足。則身體活動力不能旺盛。性質自近於憂鬱也。

職業亦與肺病有關係者。如常屈前身。或常近塵埃。此種役務。當然害肺。難免肺病。故從事此職業者。務宜常食滋養物。以營養身體。

居室亦與肺病大有關係。光線不良。每誘起肺病。蓋結核菌若曝露於日光則易死滅。而陰暗不明之室。則結核菌常多麕集也。

要之、人罹肺病之原因。不必盡同。乃由右述數種原因互相倚伏而生者。其中根本的原因。在於營養不足。更無容疑。凡與肺病有關係者。不可不深注意焉。

第三十七　肺病與食餌療法（其二）　豫防之法如何

肺病之原因既明。於是對於肺病之豫防法。亦可明瞭。即務求排除其原因。以爲豫防之法也。但人有以爲先天的體質。是乃由於遺傳。所無可如何者。此大誤也。先天的虛弱身體。可使變爲健全。而強健體質。亦可變爲虛弱也。

是故、先天的虛弱之人。若能注意日常之衞生。恆爲適宜之運動、入浴、營養等。則身體。必日臻健康。但以依本人體質之適宜最爲重要。若運動、入浴、及營養稍有過度却屬有害。例如營養逾分。則爲腎臟病及其他疾病之原因。而過激之運動。亦足以損耗體力是也。要之、各依本人之體質。以求身體之強健。則搆成身體之各細胞。（一肺之細胞）有旺盛之抵抗力。縱與結核菌遇。亦決不能侵入也。

豫防肺病之第一義。須根本的謀身體之強健。玆述其條件如左。

一 適宜之運動。

二 深長之呼吸。

三 常常入浴。

四 常保愉快之精神。

五 營養之適宜。

六 呼吸新鮮之空氣。

七 在適宜之範圍內。從意之所欲而行動。

若能遵從右述之條件。則絕不至罹肺病。縱有結核菌之大軍來襲。亦不能侵入吾人之身體矣。

右述之七條件中。營養之適宜。與常保愉快之精神。尤爲根本要義。苟遵從他條件。

而缺此二條件。則其效果甚微。是不可以不知也。

第三十八　肺病與食餌療法（其三）　肺病與藥餌

肺病之藥。有所謂鱈魚肝油者。從來暢銷於市面。近日更有種種新藥。如肺病之注射。其法行之已久。特其效力均屬微薄。以余觀之。却認爲有害焉。

夫肺病重者。遲早必死。僅時期之問題。乃觀每日報紙上。無不有肺藥之廣告。此等肺藥。皆屬有害無益。而病者尙深迷不悟。亦可悲矣。

藥餌非營養品。對於身體之黴菌。決不能增加抵抗力。且肺病之藥。入胃與食物混。爲血管所吸收。巡迴於身體中。始達於肺。故其成分早分散於身體之各方面。達於肺者。僅小部分而已。以小部分之藥力。欲求殺肺之黴菌。烏可得耶。

又有欲使藥力完全達於肺而大增其分量者。藥之有害於胃無論已。且藥力過強。肺之黴菌。一時或可死滅。然黴菌死滅前。身體早因藥而致死亡。肺與身體。果孰爲重要。固不待辯而明矣。

不用藥食物療病法

然則所謂藥餌者。決非能如人之所信而有效力。而肺病之藥。更多有害於胃。故服藥却使營養不良。究非根本的治病之道也。

蓋肺病除由營養之力根本的增加肺之細胞之抵抗力外。實無他法。彼不知藥餌之不可信賴。遂使身體日近於死亡之途者。幸勿疑余言焉。

第三十九　肺病與食餌療法（其四）　肺病與轉地

凡屬疾病。均以轉地爲宜。而肺病尤爲必要。此固醫者所常言也。夫轉地需費較鉅。有因境遇困難。不能實行者。惟限於力所能及。從其意之所欲。則轉地治病。最爲有效。

所轉之地。何者爲宜。此因各人之主旨不同。故意見亦異。從來肺病者。多選擇氣候溫暖而有溫泉之地。是誠精確之見解。但尙有應注意者。卽轉地之先。宜求食品豐富之地也。

第四十　肺病與食餌療法（其五）　肺病宜於何種食品

是爲最重要之問題。亦極簡單之問題。卽選擇自己最嗜之物。爲最良之食餌也。但對於各種疾病。不能以一概論。其間要有區別焉。

蓋肺病者。本因呼吸之器官。受有障礙。因而呼吸作用。不能完全。終至身體新陳代謝之機能。不能旺盛。欲使此機能旺盛。務宜多運動。時飲酒。勤入浴。庶病勢不至增重。

又同屬肺病。其病勢旣有差異。則症重者與症輕者。其間所取治療之方法。自不能無別。症輕者可從自己之所嗜。多食富於脂肪及蛋白質之肉類。症重者。則不宜食富於脂肪之物。而症最重者。稍有脂肪之物。亦以不食之爲宜。

肺病者。當其初期。多減退食慾。此因有胃病之故。務宜食不害胃之物。茲略述如左。

一　肺病初期者

牛肉　雞肉　小鳥肉　泥鰌　鼈　鰻　鯛　比目魚　蝦　烏賊　貝類

雉肉　豚肉　羊肉　山羊肉　兎肉　鹿肉

其他各種之獸、鳥、魚肉。皆應自己之時與地。限於烹調無害於胃者。任意食之爲宜。除右述之肉類外。宜食各種蔬菜果實。且肉食較多者。則所用之蔬菜及果實亦須增加。

蔬菜。如葱、菘、蘿蔔、胡蘿蔔等。固無論已。而筍、萵苣、茼蒿、馬蘭等。亦可擇所嗜者而食之。又雖屬不嗜之物。若強食之。要均有益焉。

果實尤須多食。因其能促胃液之分泌。助胃力之活動也。故與肉類野菜相待。有食之之必要。而果實自蘋果、蜜柑、梨、柿、以及葡萄、杏、香蕉、蠻莓等。皆可擇所嗜而食之。

醫者通常雖禁飲酒。惟飲之有節。則無妨。且以飲之爲宜。各種之香辛料。亦無大礙。

二　病勢漸進者

牛肉　雞肉　小鳥肉　泥鰌　鯛　比目魚　蝦　烏賊　貝類　羊肉

兔肉　鹿肉

蓋擇脂肪質較少之物。常食之爲宜。而蔬菜及果實之必要。與病之初期同。

三　病勢重者

牛乳　肉汁　麥飯　牛肉　小鳥肉　泥鰌　鯛　比目魚　蝦　羊肉
兔肉

蓋亦擇少脂肪能消化之物。常食之爲宜。其中肉汁。須用牛肉、雞肉、小鳥肉、兔肉等。因其香味之不同。應所嗜而烹調之。最爲必要。

要之、食餌療法。世有以費用較鉅爲疑者。余以爲絕對不用藥餌及注射。以其費用全部用於食餌。亦無慮費用之鉅。豈可因此而排斥食餌療法耶。

據余之理想。對於病人。若能以山羊乳、羊乳、馬乳及犬乳而代牛乳。似於食餌療法上或可進步。有時代以人乳。亦非絕對不可能者。此等諸乳。對於身體之營養。較牛乳效力尤大。雖乳味及供給之途。須深加研究。然雜食之動物乳。較單純草食之動物乳。營養之效力爲強。固至確之事實也。自此點言之。則人乳尤佳。

第四十一　腦病與食餌療法（其一）

腦病之原因

不用藥食物療病法

茲所謂腦病者。自腦之不良。以及神經系之諸病。(卽神經衰弱)悉包含之也。

近來腦病者之多。亦如肺病之日見增加。是誠可憂之現象也。其原因雖有種種。據余所見。實由世事之複雜。生存競爭之劇烈。人類使用腦力過度。而生活上如食物之品質。又不能與之相應也。夫人類於天然所具之腦力外。過度使用之。其結果必害腦之機能。陷於疾病。然若營養充足。則亦能發揮腦力。肆應無窮。故世運日進於文明。事務漸趨於複雜。則食物亦宜特別注意。俾有完全之營養。是實治腦根本的要件也。

但現今腦病之多。非必僅如上述簡單之原因。尚有其他種種理由。茲述其主要者如左。

一　營養不能與使用腦力相應。

二　生存競爭之劇烈。

三　生活困難之增加。

四　房事之過度。

五　飲酒之過度。

六　喫煙之過度。

七　手淫之過度。

八　多刺激性慾之事。

九　原因於性狀者。

十　睡眠之不足。

此外雖尚有他之原因。而大體以右所述者為主。最要者。卽在生存競爭之劇烈。用腦過度也。夫處於今日。凡事均藉智力。以為奮鬬之機。若一日不用腦。將無以自立。故腦力強者與腦力弱者。卽人生優劣之所由分。幸而使用腦力。營養能與之相應。則罹疾病者雖屬較少。若營養不足。失其均平。終將陷於腦病矣。

蓋使用腦力之際。血液集中於頭部。較使用於身體他部。其消耗尤多。質言之。卽腦力之使用須多量之血液也。此際血液若含有多量之營養分。雖不至損及腦力。苟營養不足。必覺精力疲乏之甚。或頭痛。是卽營養與腦力有直接關係之明證也。房事者。固能與吾人以愉快之感。而消費身體之營養亦多。適宜行之。可使腦力更新。若過度。則輸送於腦之營養分。已消耗於此。而減少腦力。苟勉強用其腦力。必將引起疾病矣。

飲酒有節。固有益於腦。惟過量則爲害最烈。飲酒過量之害。雖有種種。要以害腦爲主。

喫煙亦如飲酒。若能適宜。有益於神經。增進胃之活動力。惟過度則害腦實甚。

手淫過度之害腦。較房事過度尤甚。彼少年時代聰慧過人。及達於成年。轉至愚鈍者。卽係手淫過度之故。又近日青年多有腦病者。似亦原因於此也。

近因刺激性慾之事日多。而手淫及房事。遂有過度之趨勢。假令營養不能滿足。則其爲害尤甚。

腦病與性狀所以有密接之關係者因先天的具憂鬱之性狀必易罹腦病此宜加以修養使有活潑之精神焉

若夫睡眠不足亦爲腦病之原因此例極多如因職業及事務之關係或因疾病而不能成眠是也

且不能睡眠之症或即爲腦病之朕兆此際須依適當之方法使得睡眠決不可輕用藥餌也

第四十二　腦病與食餌療法（其二）　腦病與藥餌

腦病用藥較他病用藥弊害尤大蓋腦者實司身體及其他器官之機能爲吾人靈妙精神之府也

夫腦既爲精神之府則腦病之原因殆可以家屋之破損而比例之如家屋破損加以修繕木造之屋則必以木瓦造之屋則必以瓦醫治腦病亦同此理若非以腦之構成物質及根元所謂營養物者而醫治之決難收效也

醫治腦病不用營養物而用藥餌是猶修繕木造之屋而用竹修繕瓦造之屋而用木則破損將更甚矣

又醫治腦病除營養外尙須靜養、轉地強制過度之情慾排除生病之原因特其根本仍藉營養之力不待言也

腦病之藥亦與肺病、淋病、梅毒之藥同每日報紙上廣告極繁彼賣藥者於藥品毫無研究僅竭心於廣告之方法引世人之注意是固商人謀發展其商業當然之行爲但吾人不可不留心勿爲甘言所餌對於賣藥者應常立於防禦之地位耳

第四十三　腦病與食餌療法（其三）　腦病與轉地

腦病之轉地較他病尤要蓋轉地則氣候變更精神爲之一爽於治療腦病上最屬有效也

雖然、何地適於腦病耶是極困難之問題如肺病以氣候温暖物產豐富之地爲宜而腦病則不然應依腦病之狀態而定土地之適宜與否

就普通言之。療養腦病。務求清靜之地。如山間海岸是。但物產豐富。亦極關重要。此非僻地所能具備。故更須仰給於他方焉。

轉居於清靜之地。以快慰精神。怡悅心目。且呼吸新鮮之空氣。擇食山海之珍味。誠如是也。則腦病未有不立治者。

第四十四　腦病與食餌療法（其四）　腦病宜於何種食品

腦病殆無庸選擇食餌。惟須從本人之所嗜。較他病尤宜注意。他病之食餌。雖偶有病人不嗜之物。特因含有營養身體必要之成分。則食之。亦無大礙。而腦病全屬精神作用。必從病者之所嗜。始能收效焉。

是故腦病以何種食品最爲適宜之問題。得簡單答之曰。隨各人之所嗜。卽屬最適宜之食品者也。

雖然。人類因年齡、境遇、職業、智識、及出生地之關係。對於山海珍味之種類。有已知之者。亦有未及知之者。茲姑就腦之營養上。認爲最有效之物。述之如左。

牛肉　雞肉　小鳥肉　貝類　章魚　烏賊　鯛　比目魚　鮪　小魚類

牛乳　雞卵　各種之蔬菜　各種之果實

右之所述固爲世人所習知特宜一言者同屬牛肉、雞肉、魚肉中其種類不一且因產地而味亦有別故當就此等食品中而選擇自己適口之物焉

至於用麥飯、小豆飯粟飯等以代米飯亦須各應時節隨自己之所嗜而食之爲宜

要之、腦在身體中極具靈妙之作用故腦之成分各人不同養腦之營養分亦因人而異欲精密分析之頗屬困難蓋腦之所要求除本人外固無從知也

夫吾人對於食品有嗜有不嗜者實出於腦之命令而其所要求最宜尊重若能應其要求卽所以補充腦之成分也

何則、人之有所欲者必其身中之有所缺也腦病卽多由此缺乏而起能從其所欲而補其所缺固根本的治病之祕訣也

夫吾人精神所要求者有屬於無形的有屬於物質的要皆由腦之缺乏而起若不

能充其缺乏遂生疾病如精神病者多由於夫死子亡或全家被火喪失財產之故是其例證也又如滿足其所要求驚喜過度時亦爲發生腦病之原因此最宜注意者也。

第四十五　胃腸病與食餌療法（其一）　胃腸病之原因

普通胃腸之病均由飲食逾量而起。但亦有不盡然者。今述其主要之原因如左。

一　飲食之過度。
二　運動之不足。
三　精神之作用。
四　強食不嗜之物。
五　黴菌之作用。
六　咀嚼之不完。
七　飲食不良之物。

飲食過度。則害及胃腸。馴至發生百病。因胃腸爲營養身體之根本器官也。特所謂過度者。不能爲具體的說明。蓋飲食物之分量。乃應各人之體質、氣候、境遇、運動之種類、精神之狀態、食品之種類、等而定也。

胃腸病多由缺乏運動而生。固不可爭之事實。而據醫者之說。若能注意食餌。則運動尚非必要。斯說實誤。運動缺乏。決不能保腸胃之健全也。

如前所述。欲保身體之健康。務求新陳代謝機能之旺盛。此機能旺盛。則在胃腸中之營養物。漸吸收而爲血液。循環於身體各部。否則胃腸中之食物。不易消化吸收。勢必腐敗醱酵。而生痢疾。有害於胃腸。故欲食物易於消化吸收。必求新陳代謝之旺盛。而新陳代謝。非運動不爲功。是固不易之理也。

胃腸病又多由於精神作用而起。凡對於食品若生恐怖之念。必成痢疾。而當霍亂及赤痢流行之際。日以罹此疾病爲慮者。或轉易於沾染。蓋因膽怯之故。害及胃腸對於霍亂菌及赤痢菌之抵抗力。遂至微弱也。其他因危難之事猝發。驚恐過度。終罹不治之胃腸病。其例亦不少也。

強食不嗜之物。亦爲胃腸病之原因。夫吾人因時因地。或須強食不嗜之物者。其結果雖害及胃腸。是固不得已之事。然若可以避去者。要以不食爲宜。不嗜之物。何以有害於胃。此與精神作用。亦有關係。蓋精神作用之結果。胃腸壁中。分泌之消化液。必形減少。因而食物不易消化。遂生醱酵作用。終至下痢。而害及胃腸矣。

此外胃腸因各種黴菌之作用。所受影響尤多。蓋圍繞於人類之物質及空氣中。均含有種種之黴菌。每隨飲食物侵入體中。其種類極繁。如霍亂菌、窒扶斯菌、赤痢菌、是也。此等病害菌。有使物醱酵者。有使物腐敗者。要皆入於胃腸中而逞其毒燄也。但黴菌之中。有能助消化而有益者。又有爲病原而有害者。有害之菌。多附著於有害之食品。例如附著將腐敗之物。及醱酵過度之物。入於體中。而害及腸胃也。

又未熟果實之皮。亦多附著有害菌。蓋未熟之果物所以有害胃腸者。非果實之爲害。乃因附著果皮之有害菌之作用也。如飲不潔之水。多至下痢。亦因水中所含黴菌之作用也。

至於胃腸病因咀嚼之不充分而生。亦爲世人所同認。咀嚼之不充分。固由於齒之不良。但亦有由習慣而成者。

要之、胃腸在身體諸器官中比較的最屬重要。無論堅軟酸鹹甘辛及多纖維之物。均有消化吸收之機能。故害其機能。以致生病。是實吾人之過也。

第四十六　胃腸病與食餌療法（其二）　胃腸病與藥餌

吾人對於百病中。以患胃腸病爲最多。而關於胃腸之藥。因亦不少。但此等藥餌效力極徵。固可斷言者也。

腹痛、吐瀉、或下痢。所用藥餌。亦決非如人之所信而有效驗。如寶丹之廣告。謂飲寶丹者。應吐之物則吐。應下之物則下。實則可不必借寶丹之力。乃依胃腸之狀態。應所攝取飲食物之程度。或吐或下。爲身體自然之應急作用。胃腸中腐敗。醱酵之物。

既吐既下。若能調攝得宜。未有不治者也。

夫人類每日雖不三餐。亦可維持其生命。故進食可應身體之狀態。不必勉強。如下痢時。胃力不良。未能消化時。仍拘定每日三餐之例。則下痢終難治愈。

世人不明此理。欲藉藥力以治病。此大誤也。凡病經一定之時日而能治愈者。決非藥餌之力。乃由身體中對於百病有自然抵抗之力。故下痢時。最妙之治法。在使腹餓。食易於消化之物。且須減少食量。或終日不食。此雖應夫病情。不能以一概論。然務求減食。自易治愈。固無可疑也。

第四十七　心臟病與食餌療法

心臟爲司血液循環之器官。與身體中各器官均極有關係。故肺胃腦與心臟之關係。較肺腦與胃之關係。尤屬密接焉。

蓋身體之各部。受血液之循環。而後能保其活力。血液者。所以轉運營養分。并轉運老廢物。而心臟實司其出入配布。故心臟活力之盛否。多影響於身體之各部焉。

且心臟之強弱及其疾病雖屬先天體質之關係要由於營養之如何蓋身體一切疾病之原因本屬不一或因情慾之過度或因寄生蟲之寄生或因病害菌之作用每與心臟有密接之影響若心臟素弱則其所受他部之影響遂難恢復原狀若心臟素強雖罹熱病腳氣病或房事過度時其所受之影響亦必不甚重

心臟比他機關尤爲重要其機能既以分布營養分爲主故受營養液之影響尤多營養不足先蒙其害者必心臟也

若夫營養充足則心臟決不罹疾病固已惟有腳氣病之際心臟必受特別影響甚或心臟痲痹終至死亡腳氣病據醫者之說營養不足實爲一種原因宜食牛乳及其他營養品焉

由是觀之心臟之強弱與營養有密接之關係可以明矣又房事直接影響於心臟亦因房事須消費多量之營養分也

然則欲謀心臟之健全或恢復其衰弱決不容舍營養而求藥餌僅依食品之力可

以有效但如何之食品爲良此亦與他器官之疾病同務於肉類、魚類、牛乳雞肉雞卵蔬菜果實中擇自己之所嗜而食之

玆宜注意者心臟病特宜多食蔬菜類今雖未述其理由而在經驗上固早認爲必要矣

第四十八　腎臟病與食餌療法

腎臟者爲排泄身體老廢物之器官凡身體中因新陳代謝之結果血液之老廢物至腎臟始行分離由小便排洩於體外爲主

腎臟之疾病原因雖多要以多食肉類爲主此固世人所同認者現今上流社會多羅斯疾即因偏於肉食之故也

是故療治或豫防之法以減少肉食幷多食蔬菜果實爲宜且水分較多之果實於腎臟尤爲有效

如西瓜能以適當方法保存而食之爲宜又胡瓜、甜瓜、及梨等水分較多之果實亦

不用藥食物療病法

然特西瓜之效力最強以其能利小便也。

由是推之麥酒及其他酒類亦能多通小便同屬有效。但麥酒以外之酒類多含酒精則不必有效耳。

麥湯、咖啡及茶亦有效力。但多飲則害胃從而影響於腎臟是不可不注意也。

要之腎臟病藥餌之效極微。蓋血液之循環於腎臟爲在體中之最後者。當其循環他體部間藥餌經種種變化其所餘之分量已少達於腎臟不過一小部分而已。

凡有腎臟病者除靜養體力制止運動外更忌肉食及其他多含蛋白質之食物。務就蔬菜及果實內擇自己之所嗜而食之。至於藥餌則絕對禁止。是固最良之方法也。

第四十九　淋病梅毒與食餌療法

淋病多由交媾而生。其由於他原因者極少。卽交媾之際一方若有疾病遂傳染於他方也。但一方病勢已衰而他方之體質強健則亦有不至傳染焉既受傳染而生淋病時。其病勢有極頑固難以治愈者。且因重要器官之生病。更有極感苦痛者。又雖感苦痛而因生病之處。忌告醫生。而病勢漸增者。於是賣藥商遂利用報紙。大張淋病藥之廣告。而病者每爲所動。買藥而試服之矣。

淋病之藥。非僅無益。而且有害。卽害腸胃。減食慾。與所謂食餌療法之主旨全屬反對也。夫淋病本由一種黴菌之作用而起。此黴菌具有頑強之性狀。若在男子。則侵入尿道。若在女子。則侵入陰戶及其他附近之粘膜。遂至發膿。不易治愈。

雖然。若能依食餌療法。亦決不足慮。蓋吾人身體所組成之細胞。與各種黴菌。具有相同之形狀。對於害菌。爲生存競爭。有自然優勝之抵抗力。特其抵抗力之強弱。視營養之如何而定耳。如構成尿道筋肉之細胞纖維。被淋病所侵。其細胞之抵抗力。既弱。於是其附近之組織。亦漸爲淋菌所侵矣。

此際。病者如能注意衞生。多食滋養物。使身體之活動力日漸旺盛。則局部細胞之抵抗力自然增加。而淋菌失勢。病亦可治矣。

凡身體中之各局部均有連接之關係。不能僅就局部。與以營養及活力。如欲養成生殖器筋肉之活力。不可不養成身體全部之活力。茲述治療淋病根本所必要者如左。

(一)勤於入浴。每日若在二次以上。尤易見效。

(二)應病情宜恆為徐緩之運動。

(三)精神務求寧靜。

(四)多食滋養物。

(五)麥湯及其他飲水。在不害胃之範圍。務須常飲。使多泌尿。

(六)注意一切之衛生。

能遵守右之條件。則淋病決不足慮。彼世人多有永罹淋病。或因此而起睪丸炎及子宮內膜炎者。殆皆由飲藥害及胃腸。不能攝取完全之營養。而病勢遂增重矣。攝取充分之營養分。為旺盛細胞活力之必要。否則病將難治。但何種食品為適於淋病耶。茲雖未及詳述。要之肉類、魚類、蔬菜、果實等。能營養身體者。均無不宜。且以牛肉、羊肉、雞肉、等。富於蛋白質。而少脂肪質者。爲良。

醫者多謂淋病。不宜於酒類、及帶有酸味之食品。以其能增長淋菌之勢力也。惟此等物品。多食固屬不宜。若應胃之要求。稍食之。則亦無礙。要當從病勢之程度。而定其分量。

何則、酒類及帶有酸味之果實。可以保胃腸之健全。若飲食適宜。一時對於疾病。雖似有礙。而就大體上言之。却大有效果。

至於梅毒。亦猶淋病。因交媾之結果。由生殖器所感染者。其病毒較淋病尤烈。每侵入體中。惟營養充足。使組織身體之細胞。及纖維之活力。日漸旺盛。則病自易治。此其故。亦與淋病同。茲略述如左。

一　務勤於入浴。

二　多食滋養物。

三　運動適宜。
四　精神活潑。
假令僅藉有害胃腸之藥餌。不注意於營養。是本末倒置。病將不治。吾人試就此點一默考之。其理自明也。

第五十　婦人病與食餌療法

婦人病者。謂婦人特有之疾病。以關於子宮病爲主也。子宮病之原因。厥有種種。
一　由於淋病梅毒。
二　由於產後之失調。
三　由於房事之過度。
四　由於過激之勞働。
五　由於精神之過勞。
由淋病梅毒者。當其初期。不速爲治療。遂使病勢漸增。終至侵入子宮。而根本之原因要在營養不良而淋病梅毒始蔓延而不可收拾矣。

由產後之失調而發生子宮病極多。精神之過勞亦然。由其他原因更屬不少。

無論由何種原因。惟既屬疾病之狀態。若不依營養而療治之。決難收效可知也。

蓋子宮依生殖之目的。爲養育幼兒之器官。生殖與營養有不可離之關係。苟營養不足。必難生子。而交媾慾感亦將減退。故婦人之不能懷姙。雖有由子宮之異狀及卵巢之不完者。若子宮及卵巢既均屬完全。則懷姙與否。一從營養之如何而定。不待言也。

由是觀之。欲達子宮本來之目的。既與營養有所關係。則子宮之疾病及其療治。亦與營養有密切之關係可知也。

廣觀動物界。雖有例外。特自通例言之。動物與殖物。其生殖作用。皆與營養有所關係。故司生殖作用之子宮。亦依營養有所變化。

子宮病。常因產後之失調。害菌侵入而起。但此實由營養不良之結果。其細胞抵抗

不用藥食物療病法

力薄弱。而害菌始能侵入焉。且姙娠中婦人所需營養分較多。彼產育時。多罹子宮病者。卽因產育有害身體之營養也。又產後身體尙未復元之際。因過度之房事與過劇之勞働。子宮最易被害。或淋病及梅毒。子宮易被侵入者。要皆因營養不良之所致也。子宮之異狀。既與營養有密接之關係。則治療此異狀及疾病。務求營養之充足。固根本的療法。故就滋養之食物中。擇自己所嗜而食之爲最宜。又各種之獸肉類、魚類、果實類。隨自己所嗜而食之。亦無不可。但胃腸若不健全。雖食滋養物。亦難消化。因而不能吸收營養分。故保持胃腸之健全。最宜注意。特子宮之病。不宜於運動。欲保胃腸之健全。要當藉食餌之作用耳。

第五十一　寒冒與食餌療法

寒冒之原因。醫者之說不一。或謂由於一種黴菌之作用。或謂不然。余以爲寒冒之原因。乃由肉體及精神失旺盛之度。遂爲外部邪氣所乘也。

何謂邪氣即顯微鏡所能察見者或不能察見者極小之微生物也

學者多謂一切微菌。均可由顯微鏡察見之除顯微鏡所察見外。決無所謂生物此觀念實誤也現今顯微鏡之力最精巧者察見之物僅大於眼力數千倍。假令能發明數萬倍之顯微鏡。則世界上生物之種類。必更見增多矣。

然則現今顯微鏡之力所不能察見之微生物尚多存在於宇宙之間誠無可疑余故論斷曰寒冒者爲顯微鏡所能察見或不能察見之微生物乘身體之弱點而侵入也

但身體所以虛弱。乃因營養不足之故。雖有由精神上之關係。非直接由於營養不足者而間接要以營養不足。爲最大之原因也。

是故預防寒冒之法。頗屬簡單。即平日謀營養之充實使身體旺盛是也。若偶有寒冒時與其服藥勿寧注意食品元氣既足則外邪自除矣

然當身體發熱食慾減退之際則不服藥亦不飲食法當靜眠俟病勢稍減飲葡萄

不用藥食物療病法

酒或麥酒漸誘起食慾擇自己所嗜之物而食之爲宜。

第五十二　眼病與食餌療法

眼病之種類不一。要皆與營養有密接之關係。

眼病之原因亦有種種。有由外部黴菌之作用者。又有由內部之作用者。前者卽眼生顆粒是。後者卽星眼是。

不問原因如何。既罹眼病時。苟營養不足。則病極難治。據最近之調查。眼之顆粒病。多屬於小學校之兒童。其中十之八九。概由營養不良所致。否則決不罹斯病。是卽營養優良則眼之細胞抵抗力較強之確證也。

故對於眼病與他療法相待者。卽注意飲食是也。營養不良則病極難治。彼醫者謂有眼病之人。第一須注意房事。似尙未知眼病與營養有最大之關係也。

老年之人眼力所以衰微者。卽由營養不良之結果。若老人身體健全而營養佳良。則視力亦未必就衰。又瀕死之人。目神先散。不能見物者。亦因營養分枯竭故也。

要之眼病與營養有不可離之關係。亦與他病同。但何種食品。爲適於眼病耶。即忌食富於脂肪之物。而以多食蔬菜果實爲宜。

第五十三　齒病與食餌療法

齒與營養有重要之關係。試比較健全人之齒。與虛弱人之齒。可以判然矣。有謂齒之不良。由於每早不加洗刷。或多食甘味之故。特就大體言之。齒之良否。仍以吾人體力之強弱爲斷也。

齒若不良。則其胃腸多不健全。因對於食物。不能完全咀嚼也。齒之良否。既有影響於胃腸。故亦爲身體中重要之部分。

夫齒之良否。關係於營養。而營養之良否。亦關係於齒。兩者實有相待之勢。故一方當注意營養、一方更當用善良之齒粉。而勤於洗刷焉。

齒粉之善惡。及齒之洗刷。於齒之衞生上。極關重要。故營養縱極注意。若怠於齒之洗刷。則齒仍不免受損。但何種之齒粉爲良耶。余以爲宜用重炭酸曹達(重曹)最

不用藥食物療病法

爲有效因重曹有和緩腐蝕齒牙之酸之作用也

現今報紙上齒粉之廣告極繁其原料皆大同小異僅香料稍有變換耳余以爲用此等齒粉寧用重曹爲宜

要之一方選擇齒粉勤於洗刷他方注意營養則雖至老年而齒牙仍得保其健全

或謂齒之營養多食海藻類亦有特效者斯說誠可贊同蓋組織齒之成分與組織身體他部之成分不無稍異海藻中固多含齒之成分者故於齒之衛生上頗屬有效也

第五十四　負傷與食餌療法

人體負傷時能速愈與否與營養最有關係夫人而知之矣至治療負傷之部亦極簡單即以石炭酸等之消毒液洗負傷之部再包以消毒之棉而緊束綳帶焉

治愈負傷之部小兒較成人爲速成人較老人爲速又同屬成人而營養較良者治愈亦速

蓋構成吾人身體之細胞由血液中所受營養之力有分裂而造成新組織之機能故負傷之部分因營養充實血液循環則其所虧損之組織亦易於恢復是故負傷本不足深慮特平常宜注意營養俾得速治耳

第五十五　一切疾病無勝於滋養物之藥

除上述之疾病外種類尙多又同屬肺病亦有經數階級者若欲一一舉疾病之種類則漫無限界茲故概括諸病而述之

夫疾病之沈重者固不敢謂藉食餌之力均可治療然若不藉食餌之力則依他之方法亦必不治是可斷言者也

食餌之效力近已爲世人所同認惟仍多迷信醫藥之力以爲不用藥而專重食餌病終難愈此大誤也藥餌之力僅能補食餌療法所不足試觀人類自出生以至死亡苟斷絕食餌卽不能生存而不用藥餌要與生存無所關係故偶有疾病時不用藥而愈者有之斷絕食餌則斷無治愈之望也

近來醫者。於藥餌之外。亦有置重食餌者。特皆屬消極的。僅以某種食品。不宜某病而已。若某病宜於某種營養物者。固少能注意者也。

廣觀生物界。植物動物。皆各應其種類。有特殊之疾病。而其病原。要以黴菌之寄生爲主。且其黴菌。多帶有傳染性狀。故豫防此等疾病之第一義。在講求豫防傳染之方法。若屬植物。則考究肥料。若屬動物。則考究食餌。使平日能健全發育。害菌之侵入自少。

人類以外之生物。既罹疾病後。植物則任其枯死。動物則撲殺之。而不聽傳染。其進而求治療之法者。頗少。此與人類不同。固不能以一概論。然一切生物疾病與營養有不可離之關係。固不可爭之事實也。

人類亦同此關係。若根本的營養完全。自不罹疾病。但此僅指自發的疾病而言。如他發的所謂傳染病者。仍不能免。不過營養完全。則易於治愈。是固世人所實驗也。

今就食餌療法以外。對於人之疾病。可用他之方法。而以藥餌爲主者。述之如左。

一　外科手術。

二　豫防傳染病必要之消毒藥并手段方法。

三　負傷時所用之消毒藥。

四　諸種之外用藥。

此外關於內服藥固絕對不敢贊同也。

第五十六　食餌療法與烹調術

烹調術之種類極多。茲姑別爲西洋烹調、中國烹調、日本烹調、朝鮮烹調四種。西洋烹調中有法德俄美之異。中國烹調中亦有北京南京廣東福建之不同。蓋因土地風俗慣習及材料各具特別之性質。固不能遽定其優劣也。

烹調之術。應以各人靈妙之嗜好爲基礎。故研究烹調者。應先研究各人之嗜好。茲就嗜好所生之關係略舉如左。

一　體質之關係。

不用藥食物療病法

二　年齡之關係。

三　氣候之關係。

四　風俗習慣之關係。

五　男女之關係。

六　職業之關係。

七　性狀之關係。

以上皆與食物之嗜好。有所影響。故宜研究其關係適應各種之嗜好。而改良烹調之法焉。

夫人之嗜好。常因時地而變動。例如世態複雜。因生存競爭之故。人類須有強盛之活動力。則應其活動。須有適宜之食物。亦自然之理也。現今西洋烹調之盛行。卽應此時勢之必要也。

就大體言之。西洋烹調。以雞豚牛羊之肉食爲主。佐以麵包蔬菜果實。中國及日本烹調。以米飯爲主。佐以魚肉野菜。此其大較也。卽一方多蛋白質。一方多澱粉質。雖皆屬重要之食物。然欲保身體活動力之強盛。宜以多食蛋白質之肉食爲主。

茲尙當一言者。卽米飯與麵包之優劣是也。麵包於消化、滋養、及價格之點。雖優於米飯。然東洋之人。多嗜食米飯。其需要麵包者較少。此種習慣。欲急切變更。固甚難也。

第五十七　嬰兒宜於何種食餌

嬰兒之初生也。自應哺以產母之乳。且以繼續食其母之乳爲宜。世人每謂可代用以牛乳或乳母之乳。於是產母雖能哺乳。而亦故意哺以牛乳或乳母之乳。終至剝奪兒童之生命。甚可嘆也。

夫牛乳本非備人類之用。乃供牛犢之需。牛犢長成時。齧食乾芻、生草、及麥豆。具有強固之胃。哺以牛乳。最爲適宜。若人類嬰兒。無此強固之胃。飲以牛乳。豈能無流弊耶。

是故牛乳適於牛之子。馬乳適於馬之子。犬乳適於犬之子。則人類之子。不可不哺以人乳。固當然之結果也。

就以上所述觀之。除產母無乳。或因經濟之關係。不能僱用乳母外。決不可輕用牛乳。又山羊之乳。較牛乳稍近於人乳。故限於情勢所許者。宜以羊乳代用之。

嬰兒成長。漸生前齒。已有味覺時。則與穀類雞卵同時飲以牛乳。固無大礙。而當初生一年內。終以母乳爲最良。但產母哺乳時。飲食最宜注意。其食品雖可隨各人之所嗜。要不可偏於一種。

蓋食物之成分。悉含於乳汁中。產母若能含多種之物品。則小兒亦可間接攝取其成分。夫人類既宜於雜食。故乳兒亦以攝取多種之成分爲宜。且小兒身體與成人異。其所需成長之成分。較成人尤屬必要。

牛乳及人乳之成分。近日依化學的方法而分析之。其所已知者。卽乳汁由蛋白質、脂肪、乳糖、礦物質、水分而成是也。此種分析。究未精確。人乳與牛乳。蛋白質本屬不同。且同一人乳或同一牛乳。因食物之差。而蛋白質之性狀。亦不能無異。

又小兒斷乳後。其飲食所宜注意者。略述如下。

小兒對於食品或嗜或不嗜。較成人尤多。是固由於體質之所致。如前所述。食品之有嗜有不嗜。全由於身體之要求。小兒無成人之節制力。心之所思。即表示於外。故其好惡易於察知也。

但小兒之見聞較狹。何種食品。或嗜或不嗜。不能自行辨別。故務使食多種之物品。以察其嗜好之所在焉。

不用藥食物療病法

書名：不用藥食物療病法
系列：心一堂・飲食文化經典文庫
原著：【民國】陳壽凡
主編・責任編輯：陳劍聰

出版：心一堂有限公司
地址/門市：香港九龍尖沙咀東麼地道六十三號好時中心LG六十一室
電話號碼：+852-6715-0840　+852-3466-1112
網址：www.sunyata.cc　publish.sunyata.cc
電郵：sunyatabook@gmail.com
心一堂 讀者論壇：　http://bbs.sunyata.cc
網上書店：　　　　http://book.sunyata.cc

香港及海外發行：香港聯合書刊物流有限公司
地址：香港新界大埔汀麗路三十六號中華商務印刷大廈三樓
電話號碼：+852-2150-2100
傳真號碼：+852-2407-3062
電郵：info@suplogistics.com.hk

台灣發行：秀威資訊科技股份有限公司
地址：台灣台北市內湖區瑞光路七十六巷六十五號一樓
電話號碼：+886-2-2796-3638
傳真號碼：+886-2-2796-1377
網絡書店：www.bodbooks.com.tw
台灣讀者服務中心：國家書店
地址：台灣台北市中山區松江路二〇九號一樓
電話號碼：+886-2-2518-0207
傳真號碼：+886-2-2518-0778
網絡網址：http://www.govbooks.com.tw/

中國大陸發行・零售：心一堂
深圳地址：中國深圳羅湖立新路六號東門博雅負一層零零八號
電話號碼：+86-755-8222-4934
北京流通處：中國北京東城區雍和宮大街四十號
心一店淘寶網：http://sunyatacc.taobao.com/

版次：二零一五年一月初版，平裝

	港幣	六十八元正
定價：	人民幣	六十八元正
	新台幣	二百六十元正

國際書號 ISBN 978-988-8316-00-7